JEJUM INTERMITENTE

Receitas De Baixa Caloria Para A Rápida Perda De Peso?
(Dieta 5:2 Para Perder Peso E Ficar Em Forma)

Jeff Lang

I0082374

Traduzido por Daniel Heath

Jeff Lang

Jejum Intermitente: Receitas De Baixa Caloria Para A Rápida
Perda De Peso? (Dieta 5:2 Para Perder Peso E Ficar Em
Forma)

ISBN 978-1-989837-52-8

Termos e Condições

Aviso Legal:

Termos de Responsabilidade:

Índice

Parte 1

Capítulo 1 – Tudo sobre a dieta de jejum intermitente

Nós vivemos em uma cultura que está simplesmente lotada de escolhas erradas de alimentos. Você não pode dirigir pela cidade em uma rua na maioria das cidades sem dar de cara com pelo menos alguns restaurantes de fast food. E quando você analisa a disponibilidade de comprar comida em mercadinhos, lojas de conveniência, postos de gasolina e até online, é fácil ver porque tantas pessoas têm problemas em se manter em uma dieta saudável.

Enquanto é ótimo viver em uma sociedade onde comida está quase sempre pronta e disponível, podemos todos certamente compreender porque é tão difícil para as pessoas perderem peso esses dias. Se você come por estresse, gosta de comer fast food ou simplesmente alguém que opta pelas opções mais convenientes quando é hora de comer, pode ser muito difícil encontrar um plano alimentar que o permita manter controle com tanta comida que pode ser facilmente obtida.

Entretanto, se você quer perder peso rápido, e quer fazê-lo sem ter que recorrer a uma dieta extrema que quase certamente vai ser ruim para você a longo prazo, a dieta de jejum intermitente pode ser exatamente o que você tem procurado. Este plano alimentar, o qual se baseia em comer uma dieta balanceada na maioria dos dias, enquanto limitando calorias durante alguns, períodos planejados de tempo, provou sucesso para milhões de pessoas que querem mesmo perder peso e ficar em forma.

De fisiculturistas a atletas profissionais, existem muitas pessoas que descobriram que perder peso através do jejum intermitente não apenas é possível, mas também fácil e prazeroso. Pode parecer contraditório que um período curto de tempo de muito poucas calorias poderiam ser fáceis de manter para perder peso, mas este método é poderoso e muito fácil também.

Então o que é a dieta de jejum intermitente?

Talvez seja melhor mostrar um calendário típico de jejum intermitente para te ajudar a entender. Aqui está um resumo breve de como eu aconselho as pessoas a começarem o jejum intermitente.

- Dias 1 - 5 são dias que você come ligeiramente abaixo de suas calorias recomendadas. Para a maioria das pessoas isso significa comer entre 1500 e 2000 calorias
- Dia 6 é um dia que você pode comer um pouco mais do que comeu nos últimos cinco dias. Eu recomendo de 500 a 1000 calorias do que comeu nos dias de 1 a 5.

- Dia 7 é o dia de jejum. Este é o dia no qual você não vai ficar totalmente sem comida, mas você vai limitar o seu consumo calórico em aproximadamente 500 calorias.

Uma vez terminado o sétimo dia, você começa o ciclo novamente. O truque é passar pelo dia de jejum sem trapacear na dieta ou jogar totalmente a toalha. Para fazer isso com sucesso, você precisa ter algumas receitas rápidas que você pode fazer quando estiver tendo um consumo calórico muito limitado (500 calorias neste caso).

É aí que este eBook entra no jogo. Agora que você entende o básico de como uma dieta de jejum intermitente funciona, este eBook vai te dar a peça que falta no quebra-cabeças - receitas deliciosas e nutriticas que você pode usar nos seus dias de jejum.

As receitas que nós vamos falar um pouco sobre mais tarde são todas de 500 calorias e são simples de preparar, saciam e todas têm um gosto bom o suficiente para te ajudar a se manter em seu dia de jejum para perda de peso a longo prazo.

Nós vamos falar sobre quatro semanas de receitas que você pode usar enquanto você passa pelo seu primeiro mês de jejum intermitente de 500 calorias. Antes de chegarmos às receitas deste mês, entretanto, nós vamos discutir algumas escolhas inteligentes de alimentos que você precisará fazer quando estiver na dieta de jejum intermitente.

É possível fazer este tipo de dieta usando praticamente qualquer tipo de comida. Mas se você realmente quer ficar o mais saudável, esguio e em forma possível, é melhor escolher com cuidado os alimentos que você consome; especialmente nos dias de muito baixas calorias. Você quer conseguir o maior valor nutricional possível quando você estiver consumindo apenas 500 calorias nos seus dias se jejum.

No próximo capítulo, nós discutiremos algumas coisas que você precisará considerar quando estiver nesta dieta e o poder de certas escolhas de alimentos no que diz respeito a perder peso rapidamente enquanto continuando o mais saudável possível.

Capítulo 2 – Uma visão sobre escolhas alimentares saudáveis

Como mencionado no capítulo anterior, você pode escolher comer praticamente qualquer coisa - desde que as calorias totais consumidas sejam por volta de 500 - nos seus dias de jejum. Entretanto, dito isso, o melhor para você é fazer escolhas inteligentes de alimentos - especialmente nos dias em que você está limitando severamente seu consumo calórico.

Você conhece o velho ditado que diz, "Você é o que você come! " certo? Bem, é verdade. Você realmente é o que come, e escolher os alimentos corretos é muito importante para manter a saúde, vitalidade e o bem-estar. E você também pode melhorar as chances de perder peso rapidamente ao se assegurar que os alimentos que você consome são saudáveis, integrais e nutritivos.

Eu recomendo uma dieta livre de comida processada. Tente consumir alimentos que são integrais. O que isso significa? Bem, tente ler os rótulos e olhar os ingredientes dos alimentos que você consome. Os alimentos que contém um ou possivelmente dois ingredientes são provavelmente integrais. Mas os alimentos que contém uma lista gigante de ingreditentes provavelmente foram processados muitas e muitas vezes.

Alimentos processados são tipicamente cheios de sódio, xarope de milho, farinhha branca refinada, e um monte de sabores, corantes artificiais e ingredientes que são péssimos para a sua saúde.

Eu sei que não é realista esperar que você nunca coma comida processada, mas você deveria fazer o que pode para reduzir o consumo de alimentos processados o máximo possível. Se você se focar em consumir fontes de proteína saudáveis, vegetais, nozes e sementes, você vai descobrir que é fácil evitar comida processada enquanto ainda comendo muitos alimentos saborosos, que saciam e que te proporcionam um estilo de vida mais saudável.

Alimentos para evitar

Aqui estão alguns alimentos que eu penso que você deveria realmente evitar enquanto estiver na dieta de jejum intermitente. Eu ainda aconselho que você evite estes alimentos sempre mesmo que você decida sair da dieta JI. Quanto mais você reduzir o consumo deste tipo de alimentos, o melhor você vai se sentir, mais peso vai perder, e sua qualidade de vida vai melhorar.

Aqui estão as comidas a serem evitadas na dieta de Jejum Intermitente:

Alimentos ricos em sódio
Produtos com farinha branca - pão, macarrão, etc...
Fast food – Hambúrguer, Pizza, Tacos, etc...
Alimentos com xarope de milho
Alimentos fritos

Eu sei que você vai querer comer alguns destes alimentos de vez em quando, e você deveria. Não que seja saudável comer esse tipo de alimento, mas ter um lanchinho pecaminoso de vez em quando (preferivelmente no dia 6 de consumo maior de calorias) pode ajudar você a lidar com as limitações que você se impuser nos dias de dieta de jejum intermitente. Apenas não exagere nos dias de consumo mais alto de calorias e faça o que puder para evitar esses alimentos nos outros seis dias de sua dieta - especialmente no dia de 500 calorias.

Agora que nós falamos sobre alguns alimentos que deveriam ser evitados/consumidos raramente, vamos falar sobre os outros tipos de alimento que devem fazer a base da sua dieta. Não é uma boa ideia comer apenas coisas calóricas. Enquanto é importante monitorar seu consumo de calorias, melhor ainda com escolhas inteligentes e saudáveis de alimentos. Com isso em mente, aqui estão alguns alimentos que vão acumular a maioria das calorias que você consumir regularmente, especialmente no dia de jejum:

Carnes magras
Peito de frango sem pele e sem osso
Ovos
Grãos

Castanhas - de todas as variedades e cruas quando possível

Frutas - de todos os tipos mas integrais e não processadas

Vegetais – assim como as frutas

Você pode comer alguns grãos integrais e produtos derivados do leite, mas faça apenas de vez em quando. Por exemplo um pote de iogurte grego a cada poucos dias não é uma má ideia, mas tomar um ou dois copos de leite ou comer queijo todos os dias definitivamente não é uma boa ideia.

Sempre foque em comer proteinas magras em combinação com frutas integrais e vegetias. Adicione algumas castanhas e sementes saudáveis e cruas para te ajudar a acelerar o seu metabolismo para perda de peso super rápida.

Algumas pessoas acham que perdem muito peso simplesmente cortando os alimentos processados e fast food de suas dietas. Eu sugiro remover tais alimentos uma semana ou duas antes de entrar de cabeça no plano de dieta de jejum intermitente. Você vai ficar maravilhado de quanto peso você vai perder simplesmente eliminando estas escolhas alimentares pobres por algumas semanas.

Então se eu tivesse que te escrever uma receita para ser saudável, alimentos poderosos para perda de peso, eu diria que você deveria basear sua alimentação diária em fontes magras de proteínas, muitos vegetais verdes, algumas frutas e algumas castanhas e sementes para assegurar que você terá bastante gordura ômega e ácidos graxos todos os dias.

Ao se focar neste tipo de alimentos e eliminando os alimentos super processados que são tão comuns na dieta da maioria das pessoas, você vai ficar maravilhado com os resultados que vai conseguir. E quando você incorporar este estilo de vida na dieta de jejum intermitente, você vai literalmente ficar perplexo com seus resultados.

Se prepare para um monte de gente te perguntando se você perdeu peso ou te dizendo que você está melhor do que nunca, porque estas são apenas poucas das reações que as pessoas normalmente têm quando se mantém na dieta de jejum intermitente por algumas semanas.

Ok, nós já cobrimos muita coisa em pouco tempo neste capítulo. Agora é hora de ir para o próximo passo. Nos próximos capítulos você vai encontrar várias receitas de 500 calorias que você poderá usar durante seus dias de jejum. As primeiras semanas incluem alguns alimentos "divertidos" que tornam mais fácil se manter na sua dieta. Semanas 3 e 4, entretanto, incluem receitas mais magras/difíceis que realmente vão te ajudar a acabar com a gordura corporal nas últimas duas semanas de seu primeiro mês na dieta de jejum intermitente.

Capítulo 3 - Semana 1 da Dieta de Jejum Intermitente

Finalmente chegamos! Você agora vai encontrar algumas receitas rápidas, nutritivas e fáceis que você pode usar nos seus dias de jejum de 500 calorias. Eu incluí apenas receitas práticas, fáceis de fazer em alguns minutos e saborosas o suficiente para satisfazer seus desejos nesses dias que você vai escolher se alimentar de um menu de baixas calorias.

Mantenha em mente que mesmo com as melhores receitas em mãos para estes dias de consumo baixíssimo de calorias, você precisa ser focado e disciplinado. A maioria de nós condicionamos nossos corpos a esperar por milhares e milhares de calorias em qualquer dia. Então, o corpo vai às vezes lutar contra o seu jejum. Lembre-se desses fatos, e que seu dia de jejum só tem 24h, antes de começar.

Aqui estão algumas dicas rápidas que vão te ajudar a se manter nos seus dias de jejum:

Dobre seu consumo de água. Todo plano de sucesso para perda de peso deve involver você bebendo muita água todos os dias. O mínimo são 12 copos de água curante seus dias de jejum.

Inclua bastante vegetais folhosos se você ficar com fome demais. Enquanto fazemos todos os esforços para nos manter no limite de 500 calorias nos dias de jejum, você pode acrescentar uma ou duas xícaras de folhas para encher seu estômago se você sentir fome muito intensa.

Pegue leve nos seus dias se jejum. Não marque nenhuma sessão intensa de exercícios nos dias que você limitar seu consumo de calorias. Você pode ficar ativo, mas não corra, não levante pesos ou pratique atividades físicas extenuantes.

O consumo de frutas deve ser limitado nos dias se jejum. Enquanto eu sempre encorajo você a comer muitas frutas frescas, já que seu dia de jejum se baseia em manter seu consumo calórico baixo, comer mais de uma xícara ou duas de frutas pode aumentar seu nível calórico um pouco demais. Use extrema moderação quando adicionar frutas no seu plano alimentar do dia de jejum.

Mantenha estas dicas em mente quando você começar seus dias se jejum. Esta informação pode auxiliar você a ter mais limites e sem dúvidas vai tornar seus dias se jejum mais fáceis de lidar. Depois de você ter passado por alguns dias de jejum, entretanto, você vai perceber que vai ficando mais fácil passar por eles. Na verdade, se você é como muitas outras pessoas que se mantém na dieta de jejum intermitente para perder peso, você vai acabar decidindo incluir um dia extra de jejum vez ou outra.

Agora estamos prontos para passar para as coisas boas - suas receitas de 500 calorias para a primeira semana. Eu vou te dar algumas receitas para escolher. Se não gostar de uma, pode tentar uma das outras.

Tacos de Frango
Serve uma pessoa

Ingredientes
85 gramas de peito de frango sem pele
Duas tortilhas de 15cm de diâmetro
Um quarto da xícara de feijão preto

Alface rasgado, tomate, cebola, salsa
Um quarto da xícara de arroz integral
Um quarto da xícara de abacate em cubinhos
Azeite de oliva extra virgem

Modo de fazer

Pincele o peito de frango com o azeite e grelhe até dourar. Envolva o frango grelhado com uma tortilha aquecida e coloque o alface, a cebola, o tomate, o abacate e a salsa. Coma com um pouco de arroz e feijão de acompanhamento. Para obter uma refeição similar de restaurantes, peça dois tacos de frango sem queijo, creme ou nenhum extra além da salsa. Você também pode substituir o frango por camarão, peixe ou carne magra.

Barrinhas

Esta receita faz 32 barrinhas. Você pode congelá-las para comer durante a semana como lanche ou comer duas ou três em seus dias de jejum.

Ingredientes

1 xícara de aveia

Meia xícara de sementes de girassol

Meia xícara de gérmen de trigo tostado

2 ovos grandes

1 banana descascada e cortada em pedaços

Meia xícara de damascos secos

Meia xícara de metades de pecã

Meia xícara de uvas passas

Meia xícara de cranberry

Meia xicara de leite desnatado em pó

Um quarto da xícara de farinha integral

1 colher de chá de canela

Um terço da xícara de xarope de bordo

1 colher de chá de essência de baunilha

Modo de fazer

1. Preaqueça o forno a 180ºC. Unte um tabuleiro 15x20cm com spray anti aderente (ou unte da forma como preferir)
2. Misture a aveia, as sementes de girassol, o damasco, as pecãs, uvas-passas, cranberries, o leite em pó, a farinha e a canela com um processador de alimentos até que todos os ingredientes estejam devidamente picados. Então, adicione o xarope, a banana, os ovos e a baunilha para a mistura final.
3. Transfira a mistura para o tabuleiro, molhe a ponta dos dedos com água fria, e aperte para nivelar. Cozinhe até que a mistura fique um marrom-dourado e firme ao toque, o que leva cerca de 20 minutos.
4. Deixe esfriar no tabuleiro e corte as 32 barrinhas.

Tiras de peru com mel e mostarda
Rendimento: 4 tiras - coma apenas duas em seus dias se jejum

Ingredientes

Um quarto de xícara de mostarda Dijon ou mostarda amarela

2 colheres de sopa de mel

Três quartos de xícara de farinha de rosca

Meia colher de chá de molho de soja com baixo teor de sódio

450g de peito de peru sem ossos e sem pele, cortado em tiras

Modo de fazer

1. Pré aqueça o forno em 200ºC. Unte o papel de assar com um spray saudável.

2. Use um batedor para misturar o mel, a mostarda e o molho de soja em uma vasilha pequena. Coloque a farinha de pão em um prato de papel. Mergulhe as tiras de peru na mistura e depois passe na farinha de rosca. Jogue o spray anti aderente também nas tiras e asse a 200 graus por 20 a 25 minutos.

Capítulo 4 – Receitas de 500 calorias para a segunda semana de Jejum Intermitente

Chilli de Tortilla e Queijo

Ingredientes
1 xícara e meia de chili vegetariano ou feijões de sua preferência
2 colheres de sopa de cebolinha picada
2 xícaras de vegetais misturados
8 tortilhas quebradas em pedacinhos
2 colheres de sopa de cheddar em retalhos
1 colher de sopa de molho italiano para saladas light

Modo de fazer

Aqueça o chili e coloque as cebolinhas, um pouco de queijo e os pedacinhos de tortilha. Sirva com uma salada grande e cheia para um almoço ou jantar saciador.

Arroz integral com camarão

Ingredientes
1 xícara de arroz integral cozido
1 cabeça de alho moída
1 colher de sopa de olho sesame
1 colher de sopa de molho de soja com baixo teor de sódio
1 colher de sopa de gengibre ralado
85 gramas de camarão pré-cozido
2 xícaras de couve

Modo de fazer

Misture os cinco primeiros ingredientes e então adicione o camarão e a couve. Cozinhe em uma frigideira por cerca de 5 minutos em temperatura de baixa a média.

Vitamina proteica de banana

Ingredients
1 medida de whey protein sabor baunilha
1 xícara de banana picada
1 medida de leite de amêbndoas sabor chocolate
1 medida de óleo de linhaça

Modo de fazer

Descasque e pique a banana e coloque no liquidificador.
Adicione o whey protein.
Adicione meia xícara de gelo.
Adicione uma colher de sopa ou duas de óleo de linhaça.
Bata até ficar uniforme e beba.

Capítulo 5 - Receitas de 500 calorias para a semana 3 da dieta de Jejum Intermitente

Tacos de pimenta / carne

Ingredientes

1 colher de sopa de azeite

1 colher de chá de cominho

1 dente de alho picado

85 gramas de carne em tiras (useuma carne magra, com muito pouca gordura visível)

Meia xícara de pimentão verde e vermelho

Meia xícara de cebola cortada

2 pequenas tortilhas de grãos inteiros (15cm)

4 colheres de sopa de salsa

2 colheres de sopa de creme de leite com baixo teor de gordura

Modo de fazer

Refogue o azeite, alho e cominho por um minuto em uma frigideira. Adicione as tiras de carne e cozinhe por cerca de 5 minutos em fogo baixo / médio. Adicione a pimenta e as cebolas e cozinhe por mais 10 minutos. Coloque tudo junto em uma tortilha, cubra com creme de salsa / sour cream e aproveite.

Pimentão Recheado e Batata Com Queijo

Ingredientes
1 batata média
Meia xícara de peru ou pimentão* (vegetariano*)
2 xícaras de brócolis picado
Um quarto de xícara de queijo cheddar desfiado (opcional)

Modo de fazer
Coloque a batata no microondas por 5 a 7 minutos. Depois, enrole a batata em papel alumínio e deixe descansar por 5 minutos. Em uma panela, aqueça o pimentão e o brócolis picado. Cortar a batata longitudinalmente e cobrir com a mistura de pimentão / brócolis. Polvilhe o queijo por cima se quiser um pouco de sabor adicional e textura de queijo.

Frango Cajun e Arroz

Ingredientes

1 colher de chá de tempero cajun seco

100g de peito de frango

2 colheres de chá de azeite

2 dentes de alho picados

1 xícara de cebola picada

1 pimentão verde picado

2 colheres de sopa de pasta de tomate

Molho tabasco a gosto

3/4 de xícara de arroz integral pré-cozido

instruções

Polvilhe o tempero no frango e asse ou grelhe até ficar pronto e dourar. Adicione óleo à frigideira e refogue a cebola, a pimenta, o tomate, o alho e o molho de Tabasco juntos por três minutos. Adicione o arroz pré-cozido e refogue por mais 5 minutos. Sirva tudo em cima do frango.

Capítulo 6 - Receitas de 500 calorias para a quarta semana da dieta de Jejum Intermitente

Sobremesa de maçã com manteiga de amendoim

Dobre esta receita para ter 400 calorias. Você pode comer 2,5 destes em seus dias de jejum ou misturar com parte de outra receita como sua sobremesa de baixa caloria.

Ingredientes
1 maçã média
Meia colher de sopa de manteiga de amendoim
Meio copo de cereal ou granola

Modo de Fazer

Corte a maçã em quatro fatias e espalhe a manteiga de amendoim. Finalize com o cereal por cima para um lanche crocante, doce que leva apenas alguns minutos para fazer.

Bife de Flanco* com Salada de Rúcula e Batata Doce Frita

Serve 2 por cerca de 390 calorias por porção

Ingredientes

Meia colher de sopa de azeite

250g Bife de flanco

1 colher de chá de Sal kosher ou sal do himalaia

Meia colher de chá de pimenta preta

140g de rúcula

Para as batatas fritas:

1 batata doce

2 colheres de chá de azeite

Sal e pimenta a gosto

Spray para cozinhar

instruções

1. Pré-aqueça o forno a 200 graus C.

2. Corte a batata em palitos de mais ou menos 3cm e cubra-os com sal, pimenta e óleo. Unte a assadeira com spray antiaderente saudável e espalhe as fatias de batata em uma única camada. Asse até ficarem douradas e crocantes. Leva cerca de 35 minutos.

3. Enquanto as batatas estiverem cozinhando, aqueça o óleo em uma frigideira grande em fogo alto. Tempere o seu bife com sal e pimenta. Cozinhe por 2 a 3 minutos por lado.

4. Transfira para o forno e cozinhe por cerca de 8 minutos para um bife mal passado. Você pode cozinhar mais se você preferir bem passado

5. Coloque todos os alimentos juntos e regue com vinagre balsâmico a gosto.

*O bife de flanco, **Flank Steak** é um corte de carne que corresponde aproximadamente às partes inferiores da ponta da agulha e fraldinha.

Capítulo 7 - Conclusão

Há literalmente centenas de receitas que você pode experimentar nos seus dias de jejum. A Dieta de Jejum Intermitente não requer que você fique limitado em questão de receitas, então sinta-se à vontade para experimentar coisas novas. Em alguns dias de jejum eu poderia comer apenas dois peitos de frango (cerca de 400 calorias), uma grande salada verde (praticamente sem calorias) e uma colher de sopa de manteiga de amêndoa natural (cerca de 100 calorias). Sim, esse é um dia de alimentação simples, mas esses tipos de criações culinárias funcionam bem.

A principal coisa que você vai querer fazer é ficar de olho na sua ingestão calórica. Tente o seu melhor para ficar em torno de 500 calorias nos dias em que você está no modo de jejum completo. Você pode, claro, usar receitas da semana 4 durante a semana 1 e vice-versa. Não tenha medo de misturar as coisas e se divertir tentando novos alimentos durante os dias de jejum.

E lembre-se da importância de comer um pouco mais do que o habitual nos dias anteriores ao seu dia de jejum. O sexto dia é para ter um pouco de diversão e encher sua barriga um pouco mais do que o habitual antes de você cair de cabeça e reduzir sua ingestão calórica para 500 calorias.

Persista e tente encontrar algumas outras receitas de baixa caloria para experimentar em seus dias de jejum. Beba muita água e use os vegetais de folhas verdes para encher quando já estiver perto do seu limite calórico diário mas quiser evitar as dores da fome.

Experimente o Plano de Dieta Intermitente por quatro semanas e acho que você ficará surpreso com os resultados. E se você fizer este plano de dieta em conjunto com o exercício (como eu recomendo no meu e-book de Dieta de Jejum Intermitente) você verá a gordura corporal derretendo como você nunca sonhou ser possível.

Boa sorte em sua jornada para se tornar mais em forma e saudável!

Parte 2

Capítulo 1 - Introdução

Você está pronto para dar à Dieta do Jejum Intermitente uma chance? Se está, acredito que você vainotar alguns incríveis resultados devido ao seu esforço. Essa dieta se provou eficaz para milhares de pessoas de todo o mundo. Eu mesmo a usei para perder quase 22 quilos! Essa é uma dieta que você pode implementar como uma alternativa saudável à típica Dieta Ocidental.

Um desafio que muitas pessoas enfrentam quando tentam a Dieta do Jejum Intermitente pela primeira vez são aqueles dias nos quais elas têm que comer uma quantidade limitada de calorias. Esses dias se mostram desafiadores por algumas razões:

1. Não estamos acostumados a passar sem comida por mais do que algumas horas no mundo de hoje. Vamos admitir – vivemos

em uma sociedade na qual poderíamos comer "junkfood" 24 horas por dia se quiséssemos. Parece ir contra nossos princípios limitar nossa ingestão de calorias por um dia inteiro.

2. Frequentemente, é difícil planejar refeições pequenas para aqueles dias em que estamos "jejuando". As pessoas comumente me perguntam o que elas deveriam comer nos seus dias de calorias limitadas, e parecem ter dificuldades de criar planos alimentares.

Esse livro foi desenvolvido para ajudar você com esses dois aspectos de seu dia semanal de jejum. No capítulo introdutório, darei a você uma visão geral da Dieta do Jejum Intermitente e algumas dicas sobre como lidar com os dias de ingestão limitada de calorias.

E nos capítulos seguintes, darei a você algumas refeições simples e saborosas que têm por volta de 600 calorias cada. Você terá várias refeições dentre as quais escolher para as primeiras quatro semanas de Jejum Intermitente. Eu uso essas refeições como parte do meu próprio plano alimentar semanal, e sei que elas providenciam os nutrientes essenciais que você precisa para passar por seus dias de jejum com todo o sucesso.

Se você está pronto, é hora de se mexer! Vamos dar uma rápida olhada no que consiste a Dieta do Jejum Intermitente, e falar sobre algumas maneiras que você pode lidar com suas dificuldades iniciais durante seus dias semanais de jejum.

Entendendo a Dieta do Jejum Intermitente

Com um nome como esse, deve ser bem óbvio sobre o que é esse plano de perda de peso. Essa dieta coloca você em um ciclo que envolve tirar alguns dias da semana para jejuar – comendo apenas um número bem limitado de calorias. Agora, eu nunca defendi o jejum completo – passar 24 horas sem nenhuma caloria – porque essa não é a melhor prática para perder peso ou viver uma vida saudável.

Entretanto, tirar um dia da semana para limitar sua ingestão calórica pode muito bem ser o modo mais saudável que existe para perder peso e melhorar seus níveis gerais de saúde e condição física. Veja, nós vivemos num mundo em que gastamos tanto tempo nos empanturrando, que muitas vezes esquecemos que nossos ancestrais não tinham esse luxo.

Aqui é onde a coisa fica séria quando tratamos de jejum intermitente. Milhares de anos atrás, os seres humanos geralmente viviam como caçadores/coletores. Isso significava que havia tempos tanto de fartura como de fome. Nossos antecessores não tinham a possibilidade de correr até a loja da esquina para se encher de donuts antes de seus dias começarem. Essas eram pessoas esbeltas, fortes e austeras, que dependiam de sua astúcia para comer.

Nós não sabemos tudo sobre como os antigos humanos comiam no dia-a-dia. Mas cientistas determinaram que os caçadores/coletores do passado comiam muito nos dias em que tinham acesso à comida, mas acabavam tendo que jejuar pelo menos alguns dias toda semana, quando as calorias ficavam muito reduzidas.

Uma semana típica na vida de um desses humanos ancestrais talvez incluísse comer carne fresca de um animal recém morto – em abundância – por dois ou três dias. Mas então, quando havia necas para comer, chegava um momento de relativa redução calórica. Talvez essas pessoas tivessem que subsistir de vegetação selvagem, frutas e nozes por alguns dias. E, na maioria das vezes, provavelmente havia alguns dias na semana nos quais muito pouca comida estava disponível.

Parece bem sombrio, não? Bem, ao longo de milhares de anos, a espécie humana, sempre adaptável, prosperou comendo dessa maneira. Isso foi muito antes das revoluções agrícolas e industriais que levaram diretamente à maneira não muito saudável que comemos hoje.

Então, o que podemos aprender com as dietas de nossos ancestrais? Algumas coisas:

Primeiro – Ter de passar um dia de cada semana sem comida não é o fim do mundo. Na verdade, nosso DNA pode muito bem ser "programado" para melhorar o desempenho metabólico durante esses períodos de ingestão calórica reduzida.

Segundo – Somos capazes de lidar mentalmente com um dia em cada semana no qual não comemos muitas calorias. Talvez não gostemos disso – e tenho certeza de que nossos ancestrais também não gostavam. Mas o ponto é que é totalmente factível, e a prática de jejuar semanalmente pode ajudar a melhorar nossa mentalidade enquanto ajuda a melhorar nossos níveis gerais de saúde.

Então, como se parece um típico dia de Jejum Intermitente? Aqui vai um apanhado do meu método preferido de dispor seu plano alimentar semanal.

Dias 1 – 5: Coma ligeiramente abaixo do seu nível de manutenção de ingestão calórica (o nível que você precisa comer para manter o mesmo peso). Isso geralmente fica entre 1500 e 2000 calorias para a maioria das pessoas.

Dia 6 – Coma um pouco mais do que seu nível de manutenção de ingestão calórica. Isso significa que você deve comer entre 2500 e 3500 calorias.

Dia 7 – Esse é o dia do jejum. Você comerá entre 600 e 700 calorias nesses dias. Para os propósitos desse livro, você comerá nos níveis mais baixos dessa amplitude, ingerindo por volta de 600 calorias no seu dia semanal de jejum.

Como você pode ver, há um fluxo muito lógico a ser seguido quando você começa a Dieta do Jejum Intermitente. A primeira semana é geralmente um pouco difícil, já que as pessoas têm de fazer ajustes aos seus estilos de vida. Porém, uma vez que a coisa pegue no tranco e você esteja na dieta por algumas semanas, você logo perceberá por que tantas pessoas fazem do jejum intermitente um modo de vida.

Mas eu AMO comer!!!

Essa é uma exclamação comum que muitas pessoas fazem quando alguém as diz que irão fazer uma dieta na qual a comida é muito limitada em um dia específico da semana. Em resposta a essa questão, uma de minhas citações favoritas sobre dietas é:

"Nada tem um gosto tão bom quanto ser magro!"

Tenha isso em mente naqueles dias de jejum, e você passará por eles mais fácil do que imagina. E uma vez que seu corpo tenha se acostumado com o padrão do Jejum Intermitente -

5 dias de alimentação relativamente normal;

1 dia de alimentação acima do normal;

1 dia de "jejum" de baixa caloria;

Você descobrirá que ainda pode comer algumas das suas comidas preferidas, e que não vai ligar para aquele dia de jejum que aparece a cada 7 dias. E além disso, uma vez que você comece a ter uma aparência melhor e se sentir melhor do se sentia em anos– tudo como resultado de seguir a Dieta do Jejum Intermitente – você se perguntará por que não começou essa dieta antes!

Por que o Jejum Intermitente ajuda com a perda de peso?

Há na verdade vários estudos que já foram feitos para provar a efetividade do Jejum Intermitente para a perda de peso.

Encurtando a história, o Jejum Intermitente parece essencialmente ajudar nosso metabolismo a resetar e seguir funcionando em ritmos melhores. Lembre-se, nossos ancestrais préhistóricos tinham que ser fortes, rápidos e preparados para qualquer coisa que aparecesse em seu caminho. Isso significa que o estilo de alimentação deles tinha que manter seus metabolismos funcionando em marcha acelerada.

O problema com a tradicional dieta de 3 refeições grandes e vários lanchinhos por dia é que ela tende a deixar nosso metabolismo lento, e não muito bom para nada exceto armazenar gordura. De forma simples – quando você come do mesmo jeito todo dia, seu metabolismo não tem motivo para trabalhar duro por você. Seu corpo sabe o que esperar e sabe que pode facilmente estocar os excessos de calorias como gordura para uso futuro.

Mas o problema real é que não há uso futuro para os quilos e quilos de gordura corporal que tanta gente carrega hoje em dia. Ao invés de usar a gordura para manter nossos corpos funcionando nos tempos de vacas magras, nós na verdade nunca passamos pelos tempos de vacas magras. Então, nosso metabolismo muda para marcha lenta, e a gordura só continua acumulando, ano após ano.

Mas quando você dá uma mudada nas coisas implementando o Jejum Intermitente, algo marcante acontece com seu metabolismo – ele acorda e começa a operar da melhor forma. Isso quer dizer que seus níveis de energia aumentam, que a gordura corporal derrete como nunca antes, e que você começa a levar uma vida mais enérgica e vital.

Ao balancear todos os três aspectos da Dieta do Jejum Intermitente – vários dias de ingestão calórica relativamente normal, seguidos de um dia de comilança e encerrados com um dia de calorias muito limitadas, nosso metabolismo realmente não sabe o que esperar. Como resultado, processos metabólicos começam a pegar fogo como nunca antes. E você acaba queimando gordura em tempo recorde.

Eu vi isso funcionar, em primeira mão, para dezenas de pessoas, e percebi o poder do Jejum Intermitente para perda de peso na minha própria vida. Esse ciclo semanal efetivamente reseta o metabolismo e o impede de funcionar naquele ritmo lento de piloto automático sobre o qual acabamos de falar.

No próximo capítulo, falaremos brevemente sobre a Dieta do Jejum Intermitente um pouco mais. Então passaremos para as receitas e refeições da sua primeira semana de 600 calorias.

Capítulo 2 – Sobre a Dieta do Jejum Intermitente

Já discutimos um pouco sobre a Dieta do Jejum Intermitente, e você talvez esteja se coçando para começar. Antes disso, porém, eu queria te contar algumas informações breves para te ajudar a aprender mais sobre esse estilo alimentar. Você talvez descubra que algumas dessas dicas te ajudarão no futuro, enquanto procura modos de customizar a dieta além daquilo que compartilho com você nesse e-book.

* Os 5 dias de alimentação normal, 1 dia de mais calorias e 1 dia de jejum são apenas uma maneira de abordar a dieta. As pessoas frequentemente experimentam combinações diferentes quando se acostumam a dedicar tempo àela. Você pode muito bem comer um pouco mais no dia um, moderadamente nos dias três a cinco, jejuar no dia seis e comer um pouco

mais do que o normal no dia sete. Mas para simplificar, é melhor começar com o plano básico que dispus para você na introdução desse livro. Se você ficar entediado ou começar a perceber que não está perdendo peso, sinta-se livre para mudar as coisas um pouco.

* Elimine a ideia de que jejuar significa absolutamente nenhuma caloria. A versão da dieta do JI que você usará com esse livro permite a você comer por volta de 600 calorias no seu dia de jejum. Você nunca passará um dia inteiro sem nenhuma comida quando estiver na dieta.

* Tire o maior proveito do seu dia de jejum. Ao invés de programar seu dia seguinte em torno de comida e se preocupar com o que você vai comer em seguida, use esse dia para focar menos em comida e mais nas outras coisas que te dão prazer na vida.

* Use o embalo do dia 6 (o dia da comilança) para aguentar o seu jejum. Já que você comerá um pouco mais no dia 6, aproveite isso para atravessar os períodos de fome e desejos por comida que você talvez experimente no jejum. Talvez comer um pouco mais de "junkfood" no dia 6 te ajude a ter a força de vontade necessária para passar pelo dia do jejum.

* Sempre beba muita água. Isso se aplica a todos os sete dias do seu plano alimentar. As pessoas simplesmente não se esforçam o bastante para se manterem hidratadas. Vá além dos 8 copos de água recomendados por dia; tente pelo menos dobrar sua ingestão de água.

* Não beba calorias. E já que estamos falando de bebidas – não gaste nenhuma de suas preciosas calorias diárias em drinks cheios delas. É muito fácil ingerir calorias em excesso quando você bebe

muito leite, suco ou refrigerante. Tente fazer da água e do chá verde suas bebidas padrões durante a semana; especialmente no dia do jejum.

Mantenha essas informações em mente e faça uso delas quando começar a dieta. Eu te darei mais dicas e técnicas conforme progredimos ao longo do livro.

Agora, se está preparado, vamos passar para a sua primeira semana de planos de refeições para os seus dias de jejum de 600 calorias.

Capítulo 3 – Refeições de 600 calorias da semana 1

Ok, então estamos naprimeira semana. Você conseguiu passar por ela e está pronto para o seu primeiro dia de jejum com 600 calorias. Parabéns! A primeira vez pode ser difícil, mas com os planos de refeição desse capítulo, você passará por sua semana de iniciante com sucesso.

E não esqueça a recompensa: Você está fazendo o necessário para resetar e preparar seu sistema metabólico. Essa é a verdadeira chave para a perda de peso rápida!!

Plano de refeição 1 da semana 1 – Um simples plano alimentar para o seu primeiro jejum de cerca de 600 calorias.

Para esse primeiro dia de calorias limitadas, eu quero que você mantenha as coisas simples e tenha oportunidade de comer várias vezes durante o dia. Você talvez chegue num ponto no qual comerá todas as 600 calorias de uma vez, mas para a primeira semana, vamos espalhar as coisas um pouco.

Sabendo que você não está ingerindo todas as suas calorias diárias em uma só refeição, você estará melhor preparado para lidar com sua semana introdutória da Dieta do Jejum Intermitente.

Está preparado para fazer sua refeição? Ok, então aqui vamos nós...

Semana 1, plano alimentar #1

Café da manhã – cerca de 200 gramas de iogurte grego* (170 calorias)

Almoço – 1 banana (100 calorias) – 170 gramas de filé de peito de frango sem pele (200 calorias)

Jantar – 1 lata de atum em pedaços (100 calorias)

Para beliscos entre as refeições, coma uma salada verde simples ou duas xícaras de brócolis (em torno de 145 gramas). Esses lanches te ajudarão a se manter cheio e adicionarão somente cerca de 60 calorias para seu menu diário.

Esse plano de 600 calorias lhe proporciona muita proteína, algum carboidrato e fibra suficiente – nos vegetais verdes e na banana – para te manter se sentindo razoavelmente cheio e satisfeito ao longo do dia.

Certifique-se de tomar bastante água antes, durante e depois de cada refeição para manter a barriga cheia e lutar contra os acessos de fome.

* O iogurte grego pode ser comprado nos mercados, e cada potinho geralmente contém 100 gramas. Alternativamente, você pode prepara-lo em casa de maneira simples, usando iogurte natural e leite.

Semana 1, plano alimentar #2

Café da manhã – 3 ovos cozidos (240 calorias)

Almoço – 1 maçã media (75 calorias) &200 gramas de iogurte grego

Jantar – 110 gramas de filé de peito de frango (120 calorias)

Use o mesmo conselho que dei a você sobre as saladas/vegetais e água entre as refeições. Esse plano alimentar deve ajudá-lo a passar o dia sem se sentir como se estivesse se privando demais.

Semana 1, plano alimentar #3

Café da manhã – 6 fatias de bacon de peru (210 calorias)

Almoço – 2 kiwis (cerca de 90 calorias) & 2 colheres de sopa de pasta de amendoim natural (180 calorias)

Jantar – uma porção de 110 gramas de salmão grelhado (190 calorias)

Recapitulando sua primeira semana na Dieta do Jejum Intermitente

Enquanto avançamos nos planos alimentares e receitas para semanas futuras, lembre-se do conselho de lanchar saladas pequenas e vegetais verdes, e de beber muita água durante o dia.

Eu dei a você três diferentes planos de refeições para escolher na primeira semana. Sei que todo mundo é diferente, então espero que você possa usar um desses planos, ou uma combinação dos três, para pensar em um menu que funcione para sua primeira semana na dieta.

Note que todos os planos de refeições são criados para manter você comendo proteínas magras e saudáveis, um pouco de gordura boa, carboidratos reduzidos, mas muita fibra. Sei que a maioria das pessoas não são exatamente fãs de comer tão poucas calorias, mas os planos dessa primeira semana devem ajudá-lo a ver que você não vai passar fome de maneira nenhuma.

Agora que passou pela primeira semana, vamos partir para alguns planos de refeições para usar durante a semanas dois do jejum.

Capítulo 4 – Refeições de 600 calorias da semana 2

Nesse ponto de sua jornada de perda de peso, você chegou à semana dois da Dieta do Jejum Intermitente. Essa é geralmente a semana na qual as pessoas começam a se sentir mais confortáveis e mais capazes de lidar com um jejum uma vez por semana. Nunca fica 100% fácil, já que todos gostamos de comer. Porém, quando tiver chegado ao dia de jejum dessa semana, você começará a se acomodar e ficar mais confortável com o processo.

Por agora, você também deve estar notando alguma perda de peso. A quantidade que as pessoas perdem varia, mas não é incomum perder até 4 ou 5 quilos durante as duas primeiras semanas de JI. Algumas pessoas até mesmo reportam perdas de quase 7 quilos nas primeiras semanas.

É importante lembrar que um pouco do peso que você perde nas primeiras semanas é, na verdade, água. Ao comer melhor e ter um jejum semanal de baixa caloria, você acaba expelindo um pouco do carboidrato armazenado em seu sistema. Quando isso acontece, não é incomum perder um pouco de peso de água. Mais um motivo para tomar muita água todo dia.

Mas um pouco do que você perde é gordura corporal. E conforme passamos da semana 2 para a 3, você pode esperar uma certa diminuição na perda de peso de água, enquanto experimenta rápida queima de gordura.

Com tudo isso dito, passemos aos planos de refeições que preparei para você durante a semana dois da Dieta do Jejum Intermitente...

Plano de refeições da semana 2

O plano dessa semana é um padrão que você pode preparar na noite anterior ao jejum, e tê-lo pronto para comer ao longo do seu dia de 600 calorias. Ao invés de dar a você três diferentes refeições, você simplesmente prepara tudo e come durante o dia, quando tiver fome...

Misture os seguintes ingredientes:

Cerca de 570 gramas de abóbora (150 calorias)
Cerca de 200 gramas de iogurte grego (170 calorias)
1 banana amassada (100 calorias)
1 colher de sopa cheia de pasta de amendoim natural (100 calorias)
2 colheres de sopa de mel orgânico (60 calorias)

Misture bem esses ingredientes e armazene-os na geladeira em um recipiente fechado. Coma aproximadamente 1/3 da mistura de manhã, tarde e noite. E é claro, continue sua prática de comer vegetais verdes durante o dia e beber muita água.

Eu sugiro que você faça dessa refeição uma constante em sua dieta. Ela é cheia de proteínas, vitamina A, fibra (abóbora é uma supercomida rica em fibra e vitamina A) e gorduras saudáveis.

Essa receita saudável e saborosa deve fazer você passar facilmente pela semana 2. É um pouco diferente do que fizemos em sua primeira semana de dieta, mas te ajuda a ver o quão fácil é criar refeições rápidas, baratas e saudáveis que você pode preparar na hora.

Esse combo de abóbora/iogurte é muito bom, e a adição do mel dá a ele um sabor doce que você com certeza vai gostar. Você também pode adicionar canela à mistura, se quiser. Sabe-se que a canela também ajuda a perder um pesinho extra, então sinta-se livre para colocar um pouco nessa guloseima de abóbora e iogurte para melhorar seus esforços de perda de peso.

Para a semana três, voltaremos para um padrão mais tradicional de café-da-manhã/almoço/janta para seu dia de jejum. Mas certifique-se de manter essa receita em mente como um café da manhã saudável para seus outros dias. É fácil de fazer e você pode até preparar uma porção grande no domingo para ter cafés da manhã pré-prontos para toda a semana.

Capítulo 5 – Refeições de 600 calorias da semana 3

Depois da ligeira mudança do plano de refeições da semana 3, voltamos para o básico com o plano da semana 4. Vou lhe dar alguns dias de cafés-da-manhã, almoços e jantares para seus jejuns de calorias reduzidas. Como venho dizendo desde o início, continue a comer vegetais verdes e beber muita água entre as refeições principais. Isso ajuda a se manter cheio e providencia as fibras e a hidratação adicional que seu corpo precisa durante um período de ingestão reduzida de calorias.

Antes de iniciar com as refeições/receitas para essa semana, porém, você deveria tirar um momento para celebrar os sucessos que com certeza experimentou nas últimas três semanas. Por agora, você deve estar vendo a gordura queimar como nunca. Essa tendência vai com certeza continuar nas próximas semanas! E vou até mesmo te passar umas dicas depois sobre como aumentar a eficiência da queima de gordura na dieta.

Aqui estão algumas ideias de refeição para usar na semana 3:

Semana 3, plano de refeição #1

Café da manhã – 2 ovos (médios) mexidos. Simplesmente misture dois ovos inteiros numa tigela com umas duas colheres de sopa de água e misture numa frigideira de 3 a 5 minutos em fogo médio. (cerca de 240 calorias)

Almoço – 1 maçã grande (90 calorias)

Jantar–150 gramas de filé de peito de frango sem pele (170 calorias)

Semana 3, plano de refeição #2

Essa é outra receita que você pode preparar facilmente e dividir em terços. Misture 2 xícaras de queijo cottage, 2 colheres de sopa de semente de linhaça, 2 colheres de sopa de mel e 1 banana amassada. Mecha até que todos os ingredientes estejam bem misturados. Termine adicionando canela. (cerca de 350 calorias)

Você pode ir pela rota convencional e usar o plano #1, se gostar de algo diferente para cada refeição, ou pode usar o #2 para ter uma refeição preparada para o dia. Eu gosto de misturar as coisas de tempos em tempos, então mantenha ambos os planos/receitas em mente enquanto continua na Dieta do Jejum Intermitente.

No capítulo 6, traremos uma abordagem totalmente diferente para a alimentação no seu jejum, e quebraremos a regra de ouro de não beber suas calorias. Quando estiver pronto, siga para o próximo capítulo para encontrar um shake de proteínas superpoderoso que vai te levar ao seu último dia de jejum do mês...

Capítulo 6 – Refeições de 600 calorias da semana 4

A receita de hoje vai requerer um liquidificador. Vamos nos divertir e misturar uma vitamina superpoderosa para te ajudar em seu dia de jejum. Essa vitamina contém apenas cerca de 300 calorias, então certifique-se de comer mais vegetais verdes hoje. Tente comer 4 xícaras de brócolis, espinafre ou couve-de-folhas entre as refeições.

Aqui vai sua última refeição do jejum de 600 calorias:

A Vitamina de Proteínas

Ingredientes:

½ xícara de leite desnatado

Cerca de 285 gramas de iogurte grego
Cerca de 570 gramas de abóbora (150 calorias)
Cerca de 170 gramas de abacaxi picado (pouco menos de 1 xícara de chá)
2 colheres de sopa de manteiga de amêndoa
1 xícara de gelo

Modo de preparo:

Coloque todos os ingredientes e misture em velocidade média por entre 1 e 2 minutos. Misture até ficar homogêneo e fácil de beber. Divida a vitamina em três copos e beba um de manhã, um a tarde e o ultimo algumas horas antes de dormir.

Essa vitamina te deixa surpreendentemente cheio, é carregada de proteínas e contém alguns ácidos graxos e fibras essenciais para completar. Essa é mais uma daquelas receitas que você vai querer ter à mão, já que é fácil de fazer e você pode curti-la em outros dias da sua dieta enquanto continua a cumprir seus objetivos de perda de peso.

Isso nos leva ao fim do primeiro mês de receitas para os dias de jejum de 600 calorias. Uma vez que passe do primeiro mês, sinta-se livre para misturar essas receitas nos seus dias de jejum. E mantenha as receitas em mente para usar nos outros dias de sua dieta.

Capítulo 7 –Ajuda extra com a Dieta do Jejum Intermitente

Aqui vão algumas dicas que vão te ajudar na sua busca da queima de gordura. A dieta sozinha deverá te ajudar a perder bastante peso. Entretanto, essas dicas vão levar sua perda de peso para um outro nível.

1 - Fique ativo

Tente se exercitar por pelo menos meia hora por dia, 5 dias por semana. O que você vai fazer não importa; apenas mantenha o corpo se movendo. Você só precisa elevar sua frequência cardíaca até cerca de 70% ou 80% do seu máximo, 5 vezes por semana. Sessões de meia hora são ótimas, e lhe possibilitam terminar seus exercícios rapidamente.

Apenas certifique-se de encontrar algo que você goste. Você terá mais chances de persistir em seu regime de exercícios se curtir o que está fazendo. Se você for muito sociável, tente se juntar a algum time de esporte local ou alguma aula de exercícios. Se for do tipo "lobo solitário", caminhadas/corridas longas ou uma área para fazer exercícios em casa são uma boa pedida.

2 - Esquente as coisas para lutar contra os acessos de fome

Você vai ficar faminto nos seus dias de jejum. Acontece com todo mundo. Se está comendo as refeições desse livro, bebendo muita água e lanchando vegetais verdes, você ainda pode experimentar períodos de fome. A melhor forma de encará-los é esquentando uma xícara grande de chá verde. Parece que bebidas quentes têm a tendência de te fazer sentir-se mais cheio do que bebidas geladas. Então, se estiver cansado de sempre sentir fome, considere beber algumas xícaras grandes de chá verde todo dia.

3 - Um dia de jejum por vez...

Minha dica final é não pensar em termos de ter que fazer jejum uma vez por semana pelo resto da vida. Dê a si mesmo uma folga mental não focando no seu dia de jejum até ele chegar. Curta o resto da semana, e aproveita seu dia de comilança. Não faça sua vida mental inteira girar em torno daquele dia de jejum. Lembre-se, você pode fazer qualquer coisa por um dia, se estiver motivado. Concentre suas energias em aproveitar os outros dias da dieta, e você passará pelo jejum facilmente.

Até quando seu estômago está roncando, a luta é mental. Se conseguir passar por apenas um dia de cada semana comendo menos calorias, você rapidamente atingirá seus objetivos de perda de peso, e se sentirá melhor do que se sentiu em anos.

Capítulo 8 – Conclusão

Se você andou lendo em tempo real – realmente fazendo seu caminho através de quatro semanas de Jejum Intermitente – provavelmente já perdeu, por agora, um tanto de gordura corporal. Parabéns, e mantenha o bom trabalho! Você pode ficar na dieta JI para o resto da vida, se quiser.

E se ainda não começou sua dieta, agora é a hora! Volte para a primeira semana de refeições e comece. Você vai ficar impressionado com o quão rápido se ajusta a esse estilo de alimentação, e com como o seu corpo reage, realmente queimando gordura a um ritmo acelerado.

Obrigado por tirar um tempo para ler esse livro. E boa sorte em seus esforços para entrar em forma e queimar gordura usando a efetiva e comprovada Dieta do Jejum Intermitente!

www.ingramcontent.com/pod-product-compliance
Lightning Source LLC
Chambersburg PA
CBHW071242020426
42333CB00015B/1595